Mohammed Nazeer
Meharunnisa Mohammed Nazeer
Mohammed Zameer

Terapia da mentoneira modificada para correção da má oclusão de Classe III

Mohammed Nazeer
Meharunnisa Mohammed Nazeer
Mohammed Zameer

Terapia da mentoneira modificada para correção da má oclusão de Classe III

ScienciaScripts

Imprint

Any brand names and product names mentioned in this book are subject to trademark, brand or patent protection and are trademarks or registered trademarks of their respective holders. The use of brand names, product names, common names, trade names, product descriptions etc. even without a particular marking in this work is in no way to be construed to mean that such names may be regarded as unrestricted in respect of trademark and brand protection legislation and could thus be used by anyone.

Cover image: www.ingimage.com

This book is a translation from the original published under ISBN 978-620-2-06725-6.

Publisher:
Sciencia Scripts
is a trademark of
Dodo Books Indian Ocean Ltd. and OmniScriptum S.R.L publishing group

120 High Road, East Finchley, London, N2 9ED, United Kingdom
Str. Armeneasca 28/1, office 1, Chisinau MD-2012, Republic of Moldova, Europe
Printed at: see last page
ISBN: 978-620-7-92540-7

Copyright © Mohammed Nazeer, Meharunnisa Mohammed Nazeer, Mohammed Zameer
Copyright © 2024 Dodo Books Indian Ocean Ltd. and OmniScriptum S.R.L publishing group

Conteúdo

Resumo

Objectivos:

O objetivo desta revisão foi avaliar as indicações, o tempo de tratamento e a eficácia da terapia da mentoneira.

Métodos:

Foi efectuada uma pesquisa eletrónica da literatura relacionada, entre março e junho de 2014, utilizando a MEDLINE (National Library of Medicine) - PubMed, sem considerar a data de publicação. Múltiplas palavras-chave, incluindo 1. terapia da mentoneira, 2.terapia da mentoneira para prognatismo mandibular, 3.efeitos ortopédicos da terapia da mentoneira. Seguiu-se uma pesquisa manual e as referências foram utilizadas para identificar artigos relevantes.

Resultados:

A estratégia de pesquisa resultou em 460 artigos, tendo finalmente 22 estudos sido seleccionados para análise com base nos critérios de inclusão e exclusão, sendo os estudos incluídos de natureza prospetiva ou retrospetiva.

As revisões dos resultados mostraram uma discrepância considerável entre os diferentes estudos. Por isso, não foi efectuada uma análise estatística.

Conclusões:

O aparelho de mentoneira ortopédica e o aparelho de mentoneira modificado mostraram efeitos significativos em todos os componentes da má oclusão de classe III nos períodos de crescimento decíduo, pré-adolescente e adolescente.

Palavras chave: terapia da mentoneira, prognatismo mandibular, efeitos ortopédicos, crescimento da mandíbula, previsão de crescimento.

1. Introdução

Na sociedade atual, consciente da estética, a procura de tratamento estético é cada vez maior. A má oclusão tem um enorme efeito psicossocial em pacientes adultos e em crescimento.

Os pacientes da Classe III apresentam geralmente uma mordida cruzada anterior, o que torna a má oclusão óbvia para os pacientes e seus pais e pode ser facilmente reconhecida por leigos. Desde 1000 a.C. que o dentista, como guardião da oclusão, tenta corrigir esta desordem através de aparelhos ortodônticos primitivos. Em 1850, Kingsley foi o primeiro a utilizar a força extra oral para corrigir dentes salientes e escreveu o primeiro livro de texto que descreve sistematicamente a ortodontia, Norman Kingleys Oral Deformities. E. Angle, na década de 1890, desenvolveu uma classificação da má oclusão baseada na relação oclusal dos primeiros molares. Oclusão normal, má oclusão de classe I, má oclusão de classe II, má oclusão de classe III.[1]

A prevalência da má oclusão de classe III varia entre os diferentes grupos étnicos. Japoneses 5% - 20%[11] , e 23% entre os chineses,[6] Caucasianos 5%.[5]

A etiologia da má oclusão de classe III é multifatorial devido a uma interação de factores hereditários e ambientais. Os contributos da base do crânio, da maxila e da mandíbula descritos na literatura permitem reconhecer facilmente tendências familiares na forma da mandíbula e no aspeto do sorriso, por exemplo: prognatismo mandibular na família Hapsburg, síndromes genéticas como a aconroplasia (face média deficiente).[1]

Droel e Isaacson (1972) sugeriram que o aumento do desenvolvimento vertical entre a sela e a fossa glenoide poderia ser um fator etiológico do padrão esquelético da classe III.[4] Williams e Andersen (1986) demonstraram, através de uma análise linear, que o desenvolvimento da maxila, tanto em tamanho como em posição, poderia ser um fator etiológico do desenvolvimento da classe III.[9]

Graber et al(1985)[7] categorizaram as seguintes possibilidades para as relações sagitais de classe III:

1 Má oclusão de classe III devido à má relação dentoalveolar.

2 Má oclusão de Classe III com base mandibular longa.

3 Má oclusão de classe III com maxilar subdesenvolvido

4 Má oclusão de classe III com uma combinação de mandíbula subdesenvolvida e proeminente

5 Má oclusão de classe III com orientação dentária

Guyer et al. (1986) referiram que as características morfológicas da má oclusão de classe III são observadas em idades precoces e pioram com a idade, encontrando mandíbulas mais longas, ângulos do plano mandibular maiores, ângulos goníacos maiores e compensação da dentição, incluindo protrusão dentoalveolar maxilar e retrusão dentoalveolar mandibular.[10]

Uma forma sistemática de diagnosticar a má oclusão de classe III pode ajudar a identificar os pacientes que podem responder favoravelmente a um tratamento ortopédico precoce.

O seguinte esquema de diagnóstico pode ser adotado para diferenciar a pseudo-classe

III da verdadeira classe III esquelética.[12]

I. Avaliação dentária e funcional para diferenciar o caso em quatro opções possíveis. Má oclusão de classe III verdadeira, má oclusão de pseudoclasse III, má oclusão de classe II compensada, má oclusão de classe I.

II. Análise do perfil para avaliar todas as proporções faciais, a posição do queixo e o perfil do terço médio do rosto.

III. Análise cefalométrica lateral e cefalograma póstero-anterior para avaliação da discrepância intermaxilar tridimensional.

Enlow DH et al (1964) afirmou que se o prognatismo mandibular for evidente durante a dentição decídua, é aconselhável aplicar força ortopédica extra-oral logo aos 3 anos de vida.[2]

O crescimento é um aumento de tamanho e o desenvolvimento é um progresso em direção à maturidade. Os surtos de crescimento são a altura em que ocorre o maior incremento, o primeiro pico é observado aos 3 anos em ambos os sexos, o segundo pico é observado aos 6-7 anos nas mulheres e aos 7-9 anos nos homens, o terceiro pico aos 11-12 anos nas mulheres e aos 14-15 anos nos homens.[3]

Os estudos de crescimento a longo prazo de Bjork demonstraram que o crescimento maxilar está essencialmente concluído por volta dos 10 anos de idade, mas a mandíbula continua a crescer até aos 20 anos de idade, sendo este último período designado por crescimento mandibular tardio. Neste sentido, o sucesso do tratamento intercetivo de classe III não pode ser avaliado até o crescimento estar concluído. [15]

São utilizados vários aparelhos intra-orais para o tratamento precoce da mordida cruzada não esquelética, aparelhos removíveis como a rampa de mordida e a mola de dedo.[17] e para os doentes que não cumprem a terapia fixa 2x4[14] . Os aparelhos intra-orais e extra-orais utilizados para o tratamento precoce da mordida cruzada esquelética incluem o regulador funcional Frankle,[8] aparelho de queixo[5] e palatino transversal 13 máscara facial de expansão e protracção.[13]

A mentoneira é um aparelho extra-oral concebido para exercer uma força para cima e para trás na mandíbula, aplicando pressão no queixo, impedindo assim o crescimento para a frente. Existem principalmente dois tipos de aparelhos de queixo: 1. Queixeira de tração occipital e 2. Queixeira vertical.

1. a mentoneira de tração occipital é utilizada em casos de classe esquelética III devido a um prognatismo mandibular ligeiro a moderado com padrão de crescimento horizontal. a engrenagem da cabeça situa-se à volta do osso occipital e do osso parietal. o vetor de força é dirigido de duas formas. uma através do côndilo da mandíbula para restringir o crescimento para baixo e para a frente da mandíbula e a segunda abaixo do côndilo, produzindo uma rotação para baixo e para trás da mandíbula.

2. A mentoplastia de tração vertical é utilizada em doentes com altura facial anterior aumentada ou classe I com mordida aberta. Nesta mentoplastia, o aparelho craniano encontra-se junto à sutura coronal e existe uma correia horizontal na parte posterior da cabeça. As forças verticais reduzem a altura facial anterior através da rotação da mandíbula para cima. Biomecânica na terapia da mentoneira; no início do tratamento é aplicada uma força de 150-300 gm/lado, dois meses depois, a força é aumentada para

450-700 gm/lado. É suficiente uma força menor se a linha de força estiver abaixo do côndilo. O paciente é instruído a usar o aparelho durante 14 horas por dia, com um intervalo de 10-16 horas.[16]

Objetivo da investigação

O objetivo desta revisão foi avaliar as indicações, o tempo de tratamento e a eficácia da terapia da mentoneira.

Questões de investigação

1. A terapia ortopédica precoce com mentoneira é eficaz em casos de desarmonia esquelética ligeira?

2. Quais são os efeitos a curto e a longo prazo da terapia com chincup na mandíbula prognática.

2. Material e métodos

Foi efectuada uma pesquisa eletrónica da literatura relacionada com as questões acima referidas entre março e junho de 2014, utilizando a MEDLINE (National Library of Medicine)-PubMed, sem considerar a data de publicação. Múltiplas palavras-chave, incluindo 1. terapia com mentoneira, 2.terapia com mentoneira para prognatismo mandibular, 3.efeitos ortopédicos da terapia com mentoneira. Seguiu-se uma pesquisa manual e as referências foram utilizadas para identificar artigos relevantes. Uma segunda pesquisa eletrónica foi realizada utilizando palavras-chave adicionais: 1.modificação do crescimento em ortodontia, 2.modificação do crescimento na má oclusão de classe III, 3.previsão do crescimento na má oclusão de classe III. Os títulos e resumos de todos os artigos identificados na pesquisa eletrónica e manual foram analisados para eliminar os artigos que claramente não cumpriam os seguintes critérios de inclusão e exclusão.

Critérios de inclusão:

1 Ensaios clínicos aleatórios controlados, estudos clínicos prospectivos e retrospectivos.

2 .estudos sobre adolescentes

Critérios de exclusão:

1. estudos em animais,

2. outros estudos para além da língua inglesa

3. Resultado

A estratégia de pesquisa resultou em 460 artigos e, finalmente, 22 estudos foram seleccionados para revisão com base nos critérios de inclusão e exclusão, sendo os estudos incluídos de natureza prospetiva ou retrospetiva. Os resultados das revisões estão resumidos nos Quadros 1, 2 e 3, nos quais se encontram 12 estudos sobre a população japonesa, 2 estudos em Taiwan, 1 estudo no Brasil, 2 estudos na Turquia e 5 estudos na população euro-americana.

A idade média dos grupos era de 5 anos - 17 anos[5,24] para o grupo tratado e para o grupo de controlo 6 anos - 15 anos[19,20].

As revisões dos resultados mostraram uma discrepância considerável entre os diferentes estudos. Por isso, não foi efectuada uma análise estatística.

3.1 Efeitos ortopédicos da terapia da mentoneira

LW Graber, num estudo sobre a terapia da mentoneira para o prognatismo mandibular em 36 pacientes da população caucasiana com a faixa etária de 5-8 anos e uma força de 400-800 gramas por um período de 3 anos, mostrou um forte apoio com o uso de forças ortopédicas, houve uma redução na relação maxilomandibular, rotação distal da mandíbula, fecho do ângulo goníaco, houve uma diminuição da SNB e um aumento do SNA em relação ao grupo de controlo.[5]

Foram realizados três estudos[18,19,20,27] em mulheres japonesas com uma relação esquelética de classe III, foi realizado um estudo roentgenocefalométrico, foram realizados cefalogramas laterais anuais e semi-anuais para o grupo tratado e para o grupo de controlo. No estudo 18, verificou-se uma redução do aumento do crescimento da mandíbula e do deslocamento distal da mandíbula durante o tratamento e no estudo[19] ,os efeitos da terapia com chincup na mandíbula mostraram uma redução absoluta do comprimento da mandíbula em relação ao grupo de controlo durante o tratamento, o perfil esquelético foi melhorado, o ângulo do plano mandibular e o ângulo goníaco fecharam com o crescimento. Este estudo indica que a mentoneira pode ser um modo de tratamento viável para pacientes com prognatismo mandibular ligeiro a moderado em pré-adolescentes e adolescentes. No estudo[20] , a mentoneira foi utilizada para determinar como as taxas de crescimento de determinados pontos e dimensões da base do crânio e do terço médio da face eram afectadas pela aplicação de força na mandíbula através da mentoneira. A força de 250-500 gramas por lado foi utilizada durante 12 horas por dia, tendo-se verificado que o crescimento vertical descendente do terço médio da face era inibido pela utilização da mentoneira, A força transferida da mentoneira através da mandíbula para as fossas cranianas médias resulta no fecho de N-S-B. A mentoneira inibe significativamente o crescimento vertical anterior e posterior do maxilar e da altura facial anterior superior em comparação com o grupo de controlo. No estudo[27] , as características individuais do crescimento da maxila e da mandíbula foram investigadas em termos de quantidade de crescimento, direção de crescimento e momento de crescimento. Os resultados mostraram que, nos doentes com mentoneira, se verificou uma inibição do crescimento da maxila para a frente e do crescimento da mandíbula para trás e que a taxa de crescimento é máxima antes da puberdade.

3.1.1 Efeitos ortopédicos da mentoneira e da combinação de outros aparelhos

Nos estudos[22,30,33,35] e[36] , foram utilizados aparelhos combinados no tratamento da má oclusão de classe III com mentoneira, no artigo[22,30, 33] , as alterações na morfologia dentofacial em crianças tratadas com aparelho de protracção maxilar e mentoneira, os resultados[22] , mostraram que houve efeitos ortopédicos com o aparelho de protracção maxilar quando aplicado antes ou durante a aceleração do surto de crescimento pubertário, em comparação com o grupo de controlo. No artigo[30] foram comparados dois grupos, um com aparelho de protracção maxilar tipo "chin cup" e outro com aparelho de protracção maxilar tipo "delaire". A comparação estatística mostrou que a maxila foi deslocada mais anteriormente e que a correção da relação molar foi maior com o aparelho de protracção maxilar. O ângulo SNA, o molar, o NB em relação ao incisivo inferior e o ângulo nasolabial mostraram diferenças significativas entre os aparelhos de protracção maxilar e tipo "chin cup". No artigo[33] , foi aplicada uma avaliação geométrica e morfométrica eficaz de radiografias cefalométricas utilizando a análise de Procrustes e a análise de splines finas para avaliar as alterações no complexo maxilofacial utilizando o aparelho de protracção e a mentoneira, os resultados mostraram que o aparelho de protracção maxilar combinado com o aparelho de mentoneira afecta todos os componentes esqueléticos, incluindo a mandíbula e a base do crânio. Nos estudos[35,36] foi utilizada a mentoneira com expansor rápido da maxila e o palatalcrib em ambos os estudos foram observadas alterações dentoalveolares, a mordida cruzada foi corrigida e, ao expandir a sutura palatina mediana, as principais alterações que ocorreram foram o fecho forçado da boca e o aumento da respiração nasal, como resultado do avanço da maxila e da desaceleração do crescimento horizontal da mandíbula.

3.1.2 Os efeitos a curto e a longo prazo e a estabilidade dos resultados

Nos artigos[23,24,28,29,37&39] a conformidade da terapia da mentoneira nos pacientes que estão a usar a curto e longo prazo, os resultados nos artigos[23,24 28,29 &37] concluem que a mentoneira usada numa idade precoce de 7 anos, 14h\dia com uma força de 250-300gms perside mostrou mais alterações no perfil esquelético e isto raramente foi mantido até ao crescimento pubertário a curto prazo, mas na terapia com mentoneira a longo prazo as alterações são inicialmente usadas na primeira fase do tratamento para atingir a oclusão funcional e redirecionar o crescimento mandibular,haverá uma alteração no perfil de prognático para retrognatico e será mantido durante a fase de pós-retenção ou 2nd fase de tratamento durante 3 anos e na idade de 17 anos é efectuada uma mecanoterapia fixa na terceira fase em que o perfil muda de retognático para reto principalmente devido ao ressalto esquelético durante o crescimento pubertário e pós-púbere.No entanto, os estudos[29] e[37] concluem que o uso a longo prazo da terapia com chincup é eficaz na correção da má oclusão de classe III para melhorar a estabilidade.

3.1.3 Efeitos do tratamento da terapia da mentoneira em diferentes padrões faciais e géneros:

No estudo[34] , o período de tratamento e o tempo de uso do aparelho em pacientes com padrão mesiofacial podem ser mais curtos do que em pacientes com padrão dolicofacial. O resultado do tratamento nos dois grupos manteve as características originais da morfologia esquelética na retenção. A influência do género nos resultados do tratamento, não foram encontradas diferenças significativas entre os géneros, sugerindo que o género teve pouca influência no resultado do tratamento.

3.1.4 Os efeitos da mentoneira no padrão de crescimento condilar e na posição do disco

No artigo[32] , foi demonstrado que o padrão de crescimento condilar foi alterado pela mentoneira, foram realizadas ressonâncias magnéticas da ATM e foi demonstrado que a aplicação da mentoneira gera alterações morfológicas da ATM e remodelação da mandíbula. Pode estar implícito que a fonte de melhoria é a adaptação das estruturas craniofaciais às alterações do padrão de crescimento condilar pela mentoneira, em comparação com o grupo de controlo.

Os efeitos do aparelho chincup na mandíbula foram extensivamente investigados através da análise do tensor de deformação com mapeamento TPS, utilizando o modelo de elementos finitos (MEF):

Nos estudos[26,31] demonstrou-se que a utilização da perspetiva, a análise cefalométrica tradicional, as medições lineares e angulares entre pontos de referência eram limitadas, pelo que, para ultrapassar esta situação, foi utilizada a análise do tensor de deformação ou a análise de escala de elementos finitos (FESA) para localizar as diferenças na morfologia./Noutro estudo[33] foi feito um estudo FEM onde a protracção maxilar combinada com o chincup produzido por uma força dirigida anteriormente e para baixo induziu alterações tanto na maxila como na mandíbula

Em todos estes estudos, a amostra recolhida foi muito pequena, pelo que é necessário um grande número de pacientes com má oclusão de classe III e tratamento com chincup utilizando o estudo FEM.

No estudo[40] , também foi estudada a ortopedia dentofacial utilizando a terapia com chincup para uma má oclusão de classe III, embora os seus efeitos não sejam relatados como terapia ortopédica propriamente dita. Este tratamento pode ser utilizado para melhorar ambos os maxilares, inibindo o crescimento mandibular e induzindo a remodelação da mandíbula com o fecho do ângulo goníaco ou o deslocamento posterior da mandíbula.

A base da terapia da mentoneira consiste em aplicar uma força na ATM para inibir ou redirecionar o crescimento do côndilo, o que provoca alterações morfológicas nesta região.

Quadro 1

Estudo	Estudo desenho	N.º de doentes e Idade média	Tempo médio de tratamento	Média acompanhamento	Efeitos do chincup terapia
Lee Graber (1977)	Prospetiva	30 pacientes, 5-8 anos	3 anos	5 anos após a retenção	Diminuição do ângulo SNB, posicionamento para trás do ponto B, fecho do ângulo goníaco.
Sakamoto,et al (1984)	Prospetiva	26 pacientes, Idade média - 6-9 anos	1 ano	1 ano	Houve redução no incremento do crescimento da mandíbula. Alteração na forma mandibular e deslocamento distal da

					mandíbula durante o tratamento.
Peter D. Wendell, et al (1985)	Retrospetiva	10 doentes, grupo tratado, 10 doentes - grupo de controlo. Idade média - 9,2-15,6 anos	3 anos, 1 mês	2y-4y5m	Verificou-se um decréscimo de 60-68 % em relação ao grupo de controlo em (Ar-Go), (Go-Pg), (Ar-pg). O (N-Me) foi altamente significativo
Ritucci &R. Nanda (1986)	Prospetiva	7 raparigas (controlo grupo), 10 raparigas (tratado grupo) 8 anos de idade	5 anos	2 anos	Fechar o ângulo de flexão craniana N-S-Ba e impor uma tendência de crescimento vertical nos pontos Na e S
T akada K, et al (1993)	Prospetiva	61 pacientes, Idade média -7 15 anos	1.0-1.4y	3 anos	Diminuição do SNB, &aumento do SNA,ANB. Rotação da mandíbula para baixo e para trás
Deguchi et al (1996)	Prospetiva	24 ,11 raparigas do grupo A,13	3Y 7M	3Y 11M	SNB,ANB &NPg paraFH diminuiu ,&

		raparigas do grupo B, grupo etário de 8-11 anos.			aumento do SNA e do ANB.
J.Sugawara,H.Mitani(1997)	Retrospetiva	23-pré-púbere 20-púbere 14-pós-púbere Média-7-10y,10-15y, 15- 18y	62.6 m, 51.1m 49.3 m		No período pré-púbere, a correção da mordida cruzada e do posicionamento posterior da mandíbula, em comparação com o grupo púbere e pós-púbere.
Deguchi etal (1998)	Prospetiva	20 pacientes, 10 raparigas e 10 rapazes, Idade média - 10 anos anos	17 meses	24 meses	O ANB diminuiu e a atividade do músculo masseter diminuiu.

Quadro 2

Estudo	Conceção do estudo	N.º de doentes e Idade média	Tratamento médio Tempo	Média acompanhamento	Efeitos do chincup Terapia

G.D.Singh et al(1998)	Prospetiva estudo de mulheres	133 pacientes, 73 classe 3 e 60 classe 1, com idade média de 5-11 anos.			Alongamento antero-posterior do corpo mandibular incorporado na configuração de classe III.
Ishikawa H,et al (1998)	prospetivo	6 pacientes Média-8-14anos	3 anos		Forte crescimento mandibular para baixo e para trás.
T.Deguchi Et al(1999)	prospetivo	42 doentes, 22 tratados, 20 não tratados, idade média de 9,4 anos	1ano9meses	3y6m	Aumento do SNA e ligeira diminuição do SNB e do ângulo goníaco.
T. Deguchi et al(1999)	prospetivo	36 pacientes com classe grave3, meanage -7y-2m	65meses	56m	A avaliação do Ar-Me e do wits foi significativamente diferente.
Nelishan Ucunu et al(2000)	prospetivo	24 doentes, idade média de 10-11,3 anos	10-12 meses		Diminuição do SNB e do ângulo axial facial, aumento da altura do ramo.
Pao-Hsin Liu et al (2004)	Prospetiva	4 doentes, 2 tratados , 2não tratados, média-7y11m	2y6m		Foi utilizada a análise do tensor de deformação, que mostrou o grau de transformação na configuração geométrica da mandíbula.

Hatice Gokalp et al(2005)	prospetivo	20 pacientes,13 doentes(tratados), 7 doentes (controlo), Média-8y-9y	1y 7m		Ocorrem alterações morfológicas na ATM e remodelação da mandíbula, aumento da altura do ramo e diminuição do ângulo goníaco.
H.P.Chang et al(2005)	retrospetiva	20 pacientes, média-9y11m	1y4m	2y9m	Protracção da maxila combinada com aparelho chincup
					A análise TPS mostrou uma rotação da mandíbula no sentido dos ponteiros do relógio e uma rotação da mandíbula no sentido contrário ao dos ponteiros do relógio.

QUADRO-3

Estudo	Conceção do estudo	N.º de doentes& Faixa etária média	Tempo médio de tratamento	Média Acompanhamento	Efeitos do chincup terapia
Deguchi et al(2005)	prospetivo	33 homens, 32 mulheres, idade média -14 anos.	2 anos	3 anos	O SNB diminuiu, o ANB e o SNA aumentaram. O crescimento

					horizontal e vertical foi melhorado
Chung JC(2006)	Prospetiva	60 pacientes, idade média 7-14 anos	2 anos	1 ano	Diminuição da SNB e rotação da mandíbula para trás
Fernando Toress et al(2006)	Prospetiva aleatório	30(tratado),30 sem tratamento, idade média de 8,3-8.6y	12 meses		diminuição da mordida aberta anterior
Shinya Katashiba et al(2006)	retrospetiva	35 (tratados), 31 (cumprimento razoável), 325 não tratados. Média de 8-10 anos	2 anos		Um protocolo agressivo de terapia com chincup durante 2 anos é uma solução ortopédica para o desenvolvimento da classe III.
Tuncer B , et al(2009)	Retrospetiva	20patients, meanage-10.31-11.15yrs	10-11 meses		Diminuição do SNB & aumento do ângulo do plano mandibular, & aumento do comprimento efetivo da mandíbula
MC Namara Jr et al (2010)	prospetivo	26 pacientes (tratados), 20 (controlo) idade média - 7,3-8,5 anos	2y 6m		Diminuição do SNB e aumento do ANB, e com a quadhelix houve diminuição do comprimento da mandíbula

3.2 Crescimento e previsão de crescimento

Segundo profit et al. O crescimento é, em grande parte, um fenómeno anatómico e refere-se a um aumento do tamanho ou do número, enquanto o desenvolvimento é fisiológico e comportamental. [1]

O complexo craniofacial divide-se em quatro áreas para compreender o tipo de crescimento. 1) A abóbada craniana é formada diretamente por formação óssea intramembranosa, sem cartilagem, sem precursor cartilaginoso. 2. a base do crânio é formada por ossificação endocondral. uma faixa de cartilagem chamada sincondroses permanece entre os centros de ossificação e é o local de crescimento importante que alonga a base do crânio e empurra a maxila para baixo e para a frente. As suturas interesfenoidais fecham-se ao nascimento, a sincondrose esfenoetmoidal fecha-se por volta dos 6 a 7 anos de idade e a sincondrose esfeno-occipital fecha-se por volta dos 13 a 15 anos de idade. A distância entre a sela e o násio aumenta normalmente cerca de 1 mm por ano, dos 6 aos 16 anos de idade, e o ângulo médio da base do crânio é de cerca de 130 graus. 3. A maxila desenvolve-se pós-natal inteiramente por ossificação intramembranosa e o crescimento ocorre por aposição de osso nas suturas que ligam a maxila ao crânio e à base do crânio e o crescimento secundário por deposição superficial. 4. Mandíbula: o crescimento da mandíbula apresenta atividade endocondral e periostial. O crescimento posterior do côndilo e o bordo posterior do ramo contribuem para o alongamento do corpo mandibular e para a deslocação primária da mandíbula. A deslocação secundária resulta do alargamento da fossa craniana média.

Em média, a altura do ramo aumenta 1-2 mm por ano e o comprimento do corpo aumenta 2-3 mm^2 por ano.

A mandíbula também sofre alterações de rotação interna e externa. A rotação interna ocorre em torno do côndilo e dentro do corpo da mandíbula, enquanto a rotação externa se deve à remodelação da superfície óssea e à alteração da taxa de erupção dentária. Na maioria dos indivíduos, o núcleo da mandíbula, o osso que rodeia o nervo alveolar inferior, roda durante o crescimento de uma forma que tende a diminuir o ângulo do plano mandibular (para cima anteriormente e para baixo posteriormente).Num indivíduo médio, durante a infância e a adolescência, cerca de 15 graus de rotação interna (rotação para a frente), tal como observado normalmente, resultam em apenas 3-4 graus de diminuição do ângulo MP devido a uma rotação externa compensatória de 11-12 graus (rotação para trás). Esta alteração rotacional externa compensatória é considerada devida à reabsorção na parte posterior do bordo inferior da mandíbula e à aposição na parte anterior do bordo inferior.[41]

O estudo de Fengshan Chen et al. mostrou que todas as larguras transversais esqueléticas e dentárias entre os 10 e os 14 anos de idade no grupo com má oclusão de classe III de ângulo elevado eram significativamente mais pequenas, por outro lado, a diferença entre os molares maxilares e mandibulares era a mesma nos três grupos (má oclusão de classe III de ângulo elevado, baixo e médio). Esse mecanismo de compensação é inadequado na má oclusão de classe III e, portanto, a formação de mordida cruzada posterior é inevitável. Indicam que a diferença entre a largura maxilar esquelética e a largura mandibular na má oclusão de classe III já está estabelecida antes dos 10 anos de idade e, sem intervenção, não é auto-corrigível e aumenta com o tempo.[42]

De acordo com peter prof et al. as características da base do crânio em pacientes com classe III esquelética mostraram redução do comprimento total da base do crânio, diminuição do ângulo da base do crânio. Tentativamente, isto está relacionado com alterações na base posterior do crânio e com a deslocação anterior dos côndilos e da mandíbula. O comprimento da maxila não é afetado.[43]

De acordo com o padrão craniofacial da dentição decídua da classe III de H.P. Chang et al., os resultados não revelaram diferenças significativas no comprimento da base do crânio e no ângulo da base do crânio, o comprimento da maxila é significativamente menor. O ângulo SNA é normal, a mandíbula está mais avançada em relação à base do crânio, o ângulo do plano mandibular é menor (SN a MP), mas não há alterações no ângulo FMA. O comprimento do corpo mandibular e o comprimento do ramo apresentaram valores médios, o comprimento do corpo mandibular foi significativamente maior no grupo da classe III. As relações esqueléticas intermaxilares, o ANB, a avaliação da inteligência e a distância AF-BF apresentaram diferenças altamente significativas nos doentes da classe III. Os incisivos superiores estão retruídos e os incisivos inferiores estão significativamente retruídos e o ângulo interincisal é maior.[44]

Junji Sugawara e H. mitani, num estudo sobre o crescimento facial da má oclusão esquelética de classe III no período pré-púbere (7-10 anos), não mostraram alterações significativas no tamanho do maxilar (ptm-A). A posição do maxilar é mais retruída tanto na classe III como na classe I aos 7 e 10 anos. As alterações incrementais dos 7 aos 10 anos, tanto na classe III como na classe I, são relativamente semelhantes. Foi encontrado um valor significativamente maior no tamanho da mandíbula no grupo da classe III aos 7 anos de idade, mas não no grupo dos 10 anos de idade, quando comparado com o grupo da classe I. A convexidade facial (A-N-pog) mostrou diferença significativa entre os grupos classeIII e classeI para ambos os grupos (7 e 10 anos).

Em conclusão, as más oclusões esqueléticas de classe III mostraram um crescimento incremental semelhante ao do grupo de classe I durante o período pré-púbere. Estes resultados sugerem que o padrão morfológico da face prognata associado ao excesso mandibular é provavelmente estabelecido no início da vida. Uma vez estabelecido, o incremento de crescimento anual é bastante semelhante ao daqueles com uma face normal ou de classe I antes da puberdade.[24]

G.D.singh et al, num estudo sobre morfometria de elementos finitos, concluíram que a redução do tamanho ou da forma da ACB (base anterior do crânio) pode causar um perfil retrognático médio-facial associado a más oclusões de classe III.[45]

Seiji Haraguchi et al, num estudo sobre a assimetria facial em indivíduos com deformidade esquelética de classe III no grupo de factores pós-natais (sinais clínicos pós-natais) e no grupo de factores não pós-natais, apresentaram os seguintes resultados: A assimetria facial foi observada com frequência e não por acaso. O maxilar inferior apresentou maior assimetria do que o maxilar superior. A lateralidade facial do lado esquerdo ocorreu com mais frequência do que o desvio do lado direito. Indivíduos com problemas na ATM apresentaram chances iguais de desvio do maxilar inferior para o lado esquerdo e para o lado direito.

Factores pós-natais: traumatismo e infeção ou inflamação da ATM, hipertrofia e hipotrofia do côndilo, anquilose devido a cicatriz inflamatória. O uso anterior do aparelho de queixo também foi considerado como um fator pós-natal, porque assumimos que a aplicação de uma força externa ao maxilar inferior durante um determinado período de tempo pode causar uma alteração direcional no crescimento mandibular no sentido transversal.[46]

T Baccetti et al, num estudo sobre as diferenças entre os géneros na má oclusão de classe III, concluíram que existe um grau significativo de dimorfismo sexual nos parâmetros craniofaciais, especialmente a partir dos 13 anos de idade, em que os indivíduos do sexo masculino com má oclusão de classe III apresentam dimensões lineares significativamente maiores da maxila, mandíbula e alturas faciais anteriores, quando comparados com os indivíduos do sexo feminino, durante os períodos circumpúbere e pós-púbere.[47]

A incapacidade de prever o crescimento da mandíbula e a necessidade de tratamento cirúrgico no final do período de crescimento é um fardo para o ortodontista e para o paciente, mas o tratamento precoce tem muitas vantagens em relação ao tratamento tardio, pelo que muitos autores investigam métodos de previsão.

Schulhof e Bagba compararam uma previsão de crescimento derivada de computador (Rocky Mountain data Systems) com o crescimento real em 50 pacientes não tratados com idades entre os 5 e os 8,5 anos, com aproximadamente 10 anos de registos cefalométricos disponíveis para cada paciente. Os resultados da previsão computorizada foram comparados com três outros métodos de previsão de crescimento, tendo os resultados demonstrado que o programa de computador RMDS foi o mais exato neste estudo, com um intervalo de precisão da previsão de 70-80%.[48]

Peter Ngan,Conclusões, O tratamento precoce de pacientes da classe III com máscara facial de protracção na deficiência maxilar eliminará a mordida cruzada anterior, a discrepância Co/CR e maximizará o potencial de crescimento do complexo nasomaxilar. Além disso, pode ser utilizado para ajudar os clínicos a determinar a taxa e a direção do crescimento individual, utilizando a análise do vetor de resposta ao tratamento do crescimento (GTRV) na previsão de pacientes com crescimento mandibular excessivo que pode não ser capaz de ser camuflado com tratamento ortodôntico.Um cefalograma lateral de acompanhamento pode ser realizado 2-3 anos após a conclusão do tratamento com máscara facial de protracção para determinar o crescimento horizontal da maxila e da mandíbula, bem como o vetor ou a direção do crescimento. O cálculo do vetor de resposta ao tratamento do crescimento (GTRV) durante o período inicial da dentição permanente permitirá ao clínico informar os pacientes se a má oclusão pode ser camuflada com tratamento ortodôntico ou se será necessário tratamento cirúrgico numa idade posterior.[49]

Matthew A.Ghiz, et al, Foi realizado um estudo retrospetivo para selecionar um modelo de variáveis cefalométricas que pudesse prever futuros padrões de crescimento da classe III, com base no resultado do tratamento ortopédico precoce de 64 pacientes utilizando uma máscara facial de protracção. De acordo com os resultados obtidos pelo menos 3 anos após o tratamento, todos os indivíduos foram divididos em 2 grupos: um grupo bem sucedido, com resultados aceitáveis do tratamento, e um grupo mal sucedido, com recidiva do overjet anterior. As medições cefalométricas foram submetidas a uma análise discriminante para identificar os principais determinantes da diferenciação entre os 2 grupos.

1. Foram gerados 4 valores cefalométricos que foram significativos na previsão de resultados de tratamentos bem sucedidos: posição do côndilo relativamente à base do crânio (Co-GD, P=.02), comprimento ramal (Co-Goi,P= .03) comprimento mandibular (Co- pg P= .01) e ângulo goníaco (Ar-Goi-Me,P = menos de .01). A probabilidade de sucesso do tratamento é uma função crescente de Co-GD e Co-Goi) e uma função decrescente de Co-Pg e Ar-Goi-Me.

2. Foi estabelecida uma equação logística que previu com precisão os doentes da classe III tratados com sucesso em 95,5% das vezes e os doentes tratados com insucesso e sem sucesso em 70% das vezes.

Estes resultados sugerem que os pacientes em crescimento da classe III com posição anterior da mandíbula, pequeno comprimento ramal, grande comprimento mandibular e ângulo goníaco obtuso estão altamente associados a resultados insatisfatórios do tratamento após o crescimento pubertário.[50]

O estudo de D Verma et al. teve por objetivo investigar a fiabilidade da previsão do crescimento com radiografias do punho, tendo os resultados revelado uma correlação altamente significativa entre o aumento do crescimento estatural e a previsão do crescimento avaliada a partir da radiografia do punho. No que se refere à estrutura craniofacial, o aumento do corpo mandibular apresentou a correlação mais elevada com os indicadores de crescimento, mas esta associação não permitiria uma previsão fiável do crescimento. Não houve correlação significativa entre os aumentos de crescimento da base do crânio, da maxila, do ramo e do comprimento efetivo da mandíbula e a previsão de crescimento avaliada com a ajuda de radiografias do pulso da mão.

Profit e Ackerman, introduziram o envelope de discrepância, mostrando a quantidade de mudança nos planos ântero-posterior e vertical do espaço que se poderia esperar do movimento dentário ortodôntico sozinho (o envelope interno), movimento dentário ortodôntico combinado com modificação do crescimento (o envelope médio) e cirurgia ortognática (o envelope externo). A modificação do crescimento é a abordagem mais desejável para um problema esquelético grave quando existe potencial para um maior crescimento. Embora o padrão de crescimento possa ser modificado favoravelmente em alguns pacientes, a capacidade de grandes incrementos no crescimento é bastante limitada. A variação na resposta de cada paciente, no entanto, sugere que a modificação do crescimento deve ser tentada em pacientes pré-adolescentes, e os pais devem ser avisados de que ela pode não ter sucesso. Limitação crítica para a ortopedia ortodôntica e dentofacial na correção da má oclusão de classe III, retração mandibular 5mm e protracção maxilar12mm e intrusão mandibular 5mm, extrusão 6mm, extrusão maxilar 5mm e intrusão 6mm.[52] Uma análise discriminante revelou que a avaliação do juízo superior a -5 indica que a má oclusão pode não ser resolvida por um tratamento de camuflagem com máscara facial ou terapia com mentoneira.[49]

Young-Min Moon et al estudaram os indicadores cefalométricos da estabilidade a longo prazo no tratamento precoce da má oclusão de classe III. Os resultados mostraram que os indivíduos com um ângulo goníaco mais pequeno e um padrão esquelético mais hipodivergente tinham um bom prognóstico após o tratamento precoce da má oclusão de classe III. Os indivíduos com um ângulo goníaco maior e um padrão esquelético mais vertical tinham um mau prognóstico no tratamento precoce da má oclusão de classe III. O ângulo AB em relação ao plano mandibular e a N-perpendicular ao ponto A foram seleccionados na análise discriminante e o ângulo AB em relação ao plano mandibular foi a variável mais significativa. A função discreta mostrou a maior precisão na previsão de um mau prognóstico.[53]

Os resultados do estudo de Fengshan Chen et al. sugerem que a utilização da medição das vértebras cervicais pode permitir a previsão do comprimento da mandíbula para a má oclusão de classe III.[54]

3.3 Indicações e tempo de tratamento da terapia com copa de queixo

As indicações mais comuns para a terapia do queixo, de acordo com W.R.Proffit,

Má oclusão de Classe III com problema esquelético ligeiro (com a capacidade de aproximar ou quase aproximar os incisivos). Altura vertical da face curta, incisivos inferiores normalmente posicionados ou protrusivos, mas não retrusivos. Como linha de orientação, mais de 4 mm de trespasse invertido numa criança pré-adolescente indica que eventualmente será necessária cirurgia[1] .

Turpin introduziu uma linha de orientação, uma lista de factores positivos e negativos para decidir o tratamento precoce do desenvolvimento da má oclusão de classe III. Recomenda que o tratamento precoce deve ser considerado para um paciente que apresente características positivas e que o tratamento seja adiado até que o crescimento esteja concluído nas características negativas. O paciente deve estar ciente de que a cirurgia pode ser necessária numa data posterior, mesmo quando uma fase inicial pode ser bem-sucedida. Os factores positivos incluem: Boa estética facial, má oclusão de Classe III com leve desarmonia esquelética, ausência de prognatismo familiar, presença de desvio funcional ântero-posterior, tipo facial convergente, crescimento condilar simétrico, paciente em crescimento com boa cooperação esperada: Estética facial deficiente, tipo facial divergente, crescimento condilar assimétrico, paciente com crescimento completo, pouca cooperação do paciente e dos pais, desarmonia esquelética grave, padrão familiar estabelecido.[21]

J Sugawara e H mitani, estudaram, com base nos resultados dos efeitos a longo e a curto prazo da terapia com a mentoneira, algumas recomendações e limitações para o uso da mentoneira. Em primeiro lugar, o aparelho de mentoneira deve ser considerado apenas como uma opção para alcançar a oclusão funcional após a fase 1st do tratamento para pacientes da classe III que ainda estão a crescer. É um método biomecânico para corrigir a mordida cruzada anterior. Em segundo lugar, as indicações para a terapia com chincap devem ser limitadas às más oclusões esqueléticas leves a moderadas da Classe III, que podem ser camufladas pela compensação dentoalveolar durante a segunda fase do tratamento ortodôntico, mesmo que a mordida cruzada anterior volte a ocorrer após a 1st fase do tratamento. Em terceiro lugar, as patentes de Classe III com excesso mandibular são contra-indicações para a terapia da mentoneira. Nesses pacientes, o tratamento ortodôntico cirúrgico é recomendado para se obter uma oclusão estável e funcional após o crescimento.[24]

L W Graber,(1977) estudo em trinta pacientes, 6-8 anos de idade com prognatismo mandibular.

Utilizou uma terapia ativa com mentoneira durante um período de 3 anos e 3 anos como aparelho de contenção, iniciou a força de tratamento durante 12-16 horas/dia. Força inicial 150-300gm/lado após dois meses 450gm/lado.[5]

Peter D Wendell et al, (1985) o grupo de tratamento crianças do sexo feminino com perfil esquelético de Classe III, com idades compreendidas entre 5 anos e 4 meses e 15 anos e 6 meses. A duração da terapia com chincup era variável, mas a média era de 3 anos e um mês, variando de 2 anos a 4 anos e 5 meses. nível de força de 500-600 total.[19]

Richard Ritucci et al (1986) tempo de tratamento desde os 5 anos de idade até ao início do surto de crescimento pubertário. Faixa etária de observação nos casos tratados, limite inferior 4,42-12,92 anos e limite superior 9,25 -18,50 anos.[20]

Hatice Gokalp et al (2005) O tempo médio de tratamento foi de 1 ano e 7 meses. nível de força 600gm idade média do paciente 9 anos.[32]

Aubrey A.F. Barrett et al (2010) tempo de tratamento 2,5 anos, nível de força 250 grms, mentoneira utilizada apenas durante a noite. A idade dos pacientes variava entre 7,3 e 8,5 anos.[39]

A duração do pico puberal nos indivíduos do esqueleto III é 5 meses mais longa do que nos indivíduos da classe I. Os maiores aumentos no comprimento mandibular durante o pico puberal relatados na literatura para os indivíduos da classe III podem estar relacionados com a maior duração do pico puberal.[55]

O tratamento ortopédico pré-púbere da má oclusão de classe III é eficaz tanto na maxila como na mandíbula (restrição do crescimento de cerca de 3,5 mm em relação aos controlos), enquanto o tratamento da má oclusão de classe III na puberdade é eficaz apenas a nível mandibular (restrição do crescimento de cerca de 4,5 mm em relação aos controlos). O tratamento ortopédico da má oclusão de classe III é eficaz na mandíbula, tanto na fase pré-púbere como na fase púbere.[56]

O entendimento clínico de que a má oclusão de classe III se estabelece cedo na vida e que não é uma desarmonia auto-correctiva levou à recomendação de intervenção logo na dentição decídua.[57]

4. debate

Um estudo em 30 pacientes (EUA) com má oclusão esquelética de Classe III (mandíbula prognática) com idades compreendidas entre os 5 e os 8 anos, com uma força de 450 a 900gms por lado, dependendo do nível de desenvolvimento do paciente e da direção da força ao longo de uma linha desde a sínfise mandibular até ao côndilo mandibular. Tempo de tratamento ativo por um período de 3 anos e retenção de 4-5 anos. Grande contribuição para a correção da má oclusão skelatal de classe III, a mandíbula roda posteriormente, colocando o ramo numa orientação mais vertical em relação à base do crânio, o crescimento condilar vertical é restringido, o ângulo goníaco diminui e reduz a altura da face. Os efeitos na base do crânio mostram uma redução do comprimento da base anterior do crânio, abertura do ângulo da sela, aumento do ângulo SNB, abertura do ângulo articular, diminuição do ângulo do plano mandibular, aumento da altura vertical posterior do corpo mandibular, aumento da altura do ramo tanto no grupo tratado como no grupo de controlo, mas no grupo tratado é inferior em 3 mm. Normalização do ANB e AB para o plano oclusal funcional. fecho do ângulo do plano mandibular. diminuição do desenvolvimento vertical posterior da maxila (apenas efeitos verticais na maxila). nenhum efeito no SNA, inclinação lingual do incisivo mandibular, verticalização e angulação para a frente e posição do incisivo maxilar no grupo tratado. o overjet melhorou até 2mm e a sobremordida aumentou até 1mm. A relação dos tecidos moles indicou alteração de um contorno prognático para um perfil reto. As alterações dimensionais faciais mostraram que o rácio entre a altura da face posterior e anterior indica um aumento da altura da face anterior e um atraso no crescimento vertical da face posterior.[5]

Um estudo sobre os efeitos da mentoneira nas taxas de crescimento da base do crânio e da face média. Uma amostra de 7 raparigas japonesas com 8 anos de idade, magnitude da força 250gm/lado, utilizada 12 horas/dia, a direção da força foi abaixo do côndilo para faces curtas e tão vertical quanto possível para pacientes com faces longas. A mentoneira não tem efeitos no crescimento anteroposterior da face média. O desenvolvimento vertical posterior é mais inibido do que o desenvolvimento vertical anterior, resultando numa rotação da maxila e da face média no sentido dos ponteiros do relógio. Fechamento do ângulo de flexão craniana, ângulo N-S-Ba. Os molares superiores movem-se na direção mesial, provavelmente relacionado com o aumento da taxa de movimento para a frente dos molares inferiores.[20]

Um estudo num grupo de pacientes japoneses com má oclusão de classe III esquelética. 8 anos de idade, para avaliar os efeitos da terapia da mentoneira na mandíbula e na sua dentição. Nível de força 500 a 600gms total.a linha de força do pogonion através da sela. tempo de tratamento período médio de 3 anos 1 mês e seguimento médio de 2 anos.taxa de crescimento mandibular reduzida em 60% a 68% da taxa de crescimento de controlo durante a terapia.a mandíbula exibiu menos deslocamento para baixo em relação à base craniana durante o tratamento. o deslocamento horizontal foi variável. o perfil esquelético foi melhorado com o tratamento. As alterações dentárias indicaram que ocorreu uma correção ortopédica, de modo que a dentição exibiu um deslocamento migratório mais normal para uma oclusão de classe I favorável. Este estudo indica que a mentoneira pode ser um modo viável de tratamento para pacientes com prognatismo mandibular verdadeiro leve a moderado em pré-adolescentes e adolescentes.[19]

Um estudo sobre os efeitos a curto e a longo prazo da terapia com a mentoneira, primeiro grupo com 7 anos de idade (antes do surto de crescimento pubertário) e segundo grupo com 9 anos de idade (no início do surto de crescimento), terceiro grupo com 11 anos de idade (por volta do pico do surto de crescimento). magnitude da força de 250-300grm/lado da linha de força do gnátio à sela túrcica. A barreira do queixo foi utilizada durante 14 horas por dia. O tempo de tratamento foi de 62,6 meses para a criança de 7 anos, 51,1 anos para a criança de 9 anos e 49,3 anos para a criança de 11 anos. O resultado indicou que o tratamento com a mentoneira para correção da discrepância esquelética é mais eficaz antes do surto de crescimento pubertário em termos de efeitos a curto prazo, mas a longo prazo os resultados não se mantêm durante e após o período de crescimento pubertário.[24]

Um estudo examina as diferenças cefalométricas e as diferenças entre os sexos no resultado a longo prazo do tratamento com a mentoneira de indivíduos da classe III, 33 do sexo masculino e 32 do sexo feminino com dolicofacial e não dolicofacial (principalmente mesiofacial). Tratamento ativo durante 2 anos, a linha de força ou occipital ou de tração alta, a força é ajustada para 250-300grm durante 14 horas/dia nos primeiros 2 anos e nos 3 anos subsequentes a força foi reduzida para 200grm apenas durante o sono. Os resultados mostraram que o período de tratamento e o tempo de uso do aparelho de queixo em pacientes não dolicofaciais (principalmente padrão mesiofacial) podem ser mais curtos do que em pacientes dolicofaciais. O resultado do tratamento em ambos os grupos manteve a caraterística original da morfologia esquelética na retenção. Foram obtidas melhorias verticais e horizontais das anomalias esqueléticas de classe III com uma excelente adesão dos pacientes.[34]

Um estudo realizado com telerradiografias laterais e imagens de ressonância magnética (RM), em indivíduos sem sintomas da articulação temporomandibular, com 9 anos de idade. Uma mentoneira de 600grm de força dirigida do queixo para a ATM é usada durante 18 horas/dia, com uma duração média de tratamento de 1 ano e 7 meses. Os resultados mostram que a força de retração da mentoneira provoca alterações morfológicas. A força da mentoneira provoca tensão no músculo pterigoide lateral, flexão da cabeça do côndilo por aposição na superfície anterior da cabeça do côndilo e reabsorção da superfície anterior do colo do côndilo.Tanto o movimento rotacional do côndilo como a tensão do músculo pterigoide lateral movem o disco anteriormente, activando o mecanismo de compensação na mandíbula (inibição do crescimento sagital da mandíbula), aumento da altura do ramo, mas é menor em comparação com o grupo de controlo, diminuição do ângulo goníaco, ativação do crescimento sagital da maxila, o que indica que a correção da mordida cruzada anterior acelera o crescimento sagital da maxila e reduz o ângulo ANB.[32]

O estudo de R.T.Sanborn mostrou que 45,2% dos indivíduos da classe III apresentavam protrusão mandibular com maxila normal, 33% maxila retruída e mandíbula normal, 9,5% retrusão maxilar e protrusão mandibular.[57] De acordo com ellis e Mc namara, 30% dos indivíduos da classe III apresentavam retrusão da maxila e mandíbula prognática.[58] A cirurgia ortognática é indicada em casos de prognatismo mandibular severo e retrognatismo maxilar, mas ainda é um tratamento invasivo.

Um estudo sobre um paciente de Taiwan com má oclusão de classe III com deficiência maxilar e prognatismo mandibular, as idades médias do pré-tratamento e pós-tratamento foram de 9 anos e 8 meses e 11 anos e 3 meses, respetivamente. Utilizou uma mentoneira modificada com 2 cornos fixados na mentoneira que se estendem para cima labialmente, elástico de protracção fixado do gancho da banda molar aos cornos da mentoneira, força de protracção 200-250 gm e força de retração da mentoneira total 400500 gm, utilizada 10-12 horas/dia.Os resultados morfométricos demonstraram que o aparelho de mentoneira modificado (OMA+CCA) tem efeitos duplos, extensão para a frente da configuração maxilopalatina (ANS e A) e retração para trás (compressão) na região da mentoneira (B e Gn) da mandíbula. Para além da diferença local da grelha de transformação, foram detectadas evidências de crescimento para a frente do côndilo mandibular, afectando os pontos de referência no Articulare (Ar) e no côndilo (Co), a extensão anterior inferior do ponto palatino médio (MPP) e a extensão para a frente da espinha nasal posterior (PNS).Os resultados do aparelho de queixo modificado foram avaliados utilizando técnicas morfométricas (TPSA e GTVs), que fornecem informações mais detalhadas do que o estudo cefalométrico convencional.[60]

Estudo de Chung JC sobre o redireccionamento do padrão de crescimento com expansor rápido da maxila e tratamento com mentoneira em mordida cruzada e deficiência do terço médio da face, em crianças dos 7 aos 14 anos de idade, o tratamento envolve a utilização de mentoneira 24 horas por dia para forçar o fecho da boca e expansões rápidas da maxila 2 voltas por dia. O resultado mostra que a mordida cruzada foi corrigida em 21 dias, a desaceleração do crescimento horizontal da mandíbula e a rotação para trás da mandíbula, o avanço da maxila e a melhoria da respiração nasal.[61]

Basciftci FA et al estudaram os efeitos biomecânicos do tratamento com chincup utilizando um modelo tridimensional de elementos finitos (3D-FEM). Os resultados mostraram que a mandíbula se deslocou para trás e para baixo com o vetor de força a passar pelo côndilo.O côndilo mandibular e o processo coronoide mostraram um deslocamento mínimo para todos os vectores de força. Os níveis de tensão mais elevados foram observados nas regiões do côndilo e do ramo posterior e aumentaram à medida que o vetor de força foi transferido para longe do côndilo.[62]

Conclusões:

O aparelho ortopédico de mentoneira e o aparelho de mentoneira modificado mostraram efeitos significativos em todos os componentes da má oclusão de classe III no período de crescimento decíduo, pré-adolescente e adolescente e é usado como aparelho de retenção no tratamento a longo prazo.

5. Bibliografia

1. William R. Proffit, Henry W. Fields , JR. David M. Sarver: Livro de texto sobre ortodontia contemporânea - quinta edição.

2. Enlow.D.H e D.B.Harris. Um estudo do crescimento pós-natal da mandíbula humana. Revista Americana de Ortodontia 1964,50:25-25.

3. Johnston FE, Hufham HP, Morwschi AF, Terry GP. Skeletal Maturation and Facial development (Maturação esquelética e desenvolvimento facial). Angle Orthod 1965:35:1-22

4. Droel R,Isaacson RJ.; Algumas relações entre a posição da fossa glenoide e várias discrepâncias esqueléticas. Revista Americana de Ortodontia 1972;64: 64-78

5. L.W.Graber, "Chin cup therapy for mandibular prognathism, "Am.j.Orthod.,72:23-41,1977.

6. Johnson JS, Soetamat A, Winoto NS. Uma comparação de algumas características da oclusão indonésia com as de dois outros grupos étnicos.Br J Orthod.1978;5:183-188. 7. Graber T M, Rakosi T, Petrovic A G :1985 Dentofacial orthopaedics with functional appliances. C V Mosby Company, St Louis.

8. JA.McNamara Jr., O regulador funcional (FR-3) de Frankel. Am.J.Orthod novembro de 1985.

9. Williams S, Andersen C E 1986 A morfologia do potencial padrão esquelético de classe III na criança em crescimento, AJO,:302-311

10. Guyer C E,Ellis III, McNamara J A Jr,Behrent RG 1986 Componentes da má

oclusão de Classe III em jovens e adolescentes. Angle Orthodontist 56:7-30.

11. KitaiN, Takada k,Yasuda Y,Base de dados sobre saúde escolar e sua aplicação. Jkin-To Orthod Soc.1989;24:33-38.

12. Peter Ngan, AnnieM.Hu, Henry W.Fields, O tratamento dos problemas de classe III começa com o diagnóstico diferencial das mordidas cruzadas anteriores. Academia Americana de Odontopediatria - 19:6,1997

13. Ngan P,Yiu C,HuA,: Alterações cefalométricas e oclusais após expansão e protracção da maxila. Revista Europeia de Ortodontia 19982 ;10;237-254

14. P.Dow singh e P.J.Sandler , Como usar efetivamente um aparelho 2x4 , journal of orthodontics 2004 vol.31 no.3 248-258.

15. Bjork A,Skieller V Crescimento da maxila em três dimensões como revelado radiograficamente pelo método do implante.Br J Orthod Apr;4(2):53-64.

16. Sridhar premkumar, Text book of orthodontics 2008 página 397.

17. Naif A.Bindayel, Aparelho removível simples para corrigir mordida cruzada anterior e posterior em dentição mista.Saudi Dent j.Apr 2012;24(2):105-113

18. Sakamoto T, Iwase I,Nakamura.s. : A roentgenocephalometric study of skelstal changes during and after chin cup treatment, Am J Orthod.1984 Apr:85(4):341-50.

19. Peter D.Wendell, D.D.S., e Ravindra Nanda, B.D.S., m.d.s., Ph.D., em colaboração com Toshihiko Sakamoto, D.D.S., Ph.D., e Shinji Nakamura, D.D.S., D.D.Sc.: The effects of chincup therapy on mandible:A longitudinal study AJO-DO ,vol 1985 Apr(265-274).

20. Richard Ritucci,D.M.D.,and Ravindra Nanda,B.D.S.,M.D,S.,Ph.D.; The effects of chincup therapy on growth and development of cranial base and midface, AJO-DO, Vol 90, 1986 Dez(475-583).

21. Turpin dl: Tratamento precoce da classe III. Tese não publicada apresentada em 81st sessão da Associação Americana de Ortodontia, São Francisco, 1981

22. Takada K ,Petdachai S,SakudaM.,; Changes in dentofacial morphology in skeletal classIII children treated by a modified protraction headgearand achincup : A longitudinal cephalometric appraisal, Eur J Orthod.1993 Jun:15(3):211-21.

23. ToshioDeguchi,DDS,MSD,PhD;Asahi   Kitsugi,DDS,PhD;Stability   changes associated with chin cup treatment, The Angle Orthodontist Vol.66No.2 1996.

24. Junji Sugawara e Hideo Mitani, Crescimento facial da má oclusão esquelética de classe III e os efeitos, limitações e adaptações dentofaciais a longo prazo à terapia com a tampa do queixo. seminário em ortodontia, Vol 3, No4 (Dez1997) .

25. Toshio Deguchi, DDS, MSD, PhD ;Kenzo Iwahara, DDS: Electromyographic investigation of chin cup therapy in class III malocclusion, Angle Orthodontist Vol.68No.5 1998.

26. G.D.Singh,BDS,PhD ;J A Mc Namara Jr.,DDS,PhD;s.Lozanoff,PhD;Morfologia mandibular em indivíduos com maloclusão de classeIII: Finete element morphometry,Angle orthodontist ;Vol.68No5 1998.

27. Ishikawa H ,Nakamura S ,Kim C,Iwasaki H,Saton Y, YoshidaS; Crescimento individual na má oclusão de classeIII e sua relação com os efeitos do chincap,AJO-

DO;1998 Sep; 114(3):337-46.

28. T.Deguchi, DDS, MSD, PhD, e J.A.McNamara, DDS, PhD; Adaptações craniofaciais induzidas pela terapia com chincup em pacientes de classe III, AJO-DO Feb1999;115:175-82

29. Deguchi T,KurodaT, Hunt NP,Graber TM; a aplicação a longo prazo da força chincup altera a morfologia da mandíbula da classe III dolicofacial;AJO-DO,1999Dec;116(6):610-5.

30. Neslihan Ucunu,Tuba Tortop Ucemand Sema yuskel ; A comparison of chincap and maxillary protraction appliances in the treatment of skeletal class III malocclusions; European journal of orthodontics 22(2000) 43-51.

31. Pao-Hsin Liu,MS,Chin-Han Chang,MS,PhD,Hong-Po Chang,DDS,PhD,Hsin-Fu Chang,DDS,MS; Efeitos do tratamento com o aparelho chincup na mandíbula em casos de má oclusão de classe III: análise do tensor de deformação. Um estudo piloto; Quintessence International2004;35:621- 629.

32. Hatice Gokalp; Gokmen Kurt. Ressonância magnética do padrão de crescimento condilar e da posição do disco após a terapia da mentoneira; um estudo preliminar, Angle orthod 2005;75:568- 575.

33. H.P.Chang, H.C.Lin,P.H. Liu,&C.H.Hang. Avaliação geométrico-morfométrica dos efeitos do tratamento da protracção maxilar combinado com o aparelho chincup no complexo maxilofacial;Journal of oral rehabilitation 2005 32;720-728.

34. Yoshiro Lida,Toshio Deguchi Sr,Toru Kageyama;chincup treatment in skeletal

classIII Dolicho-versus Nondolichofacial patients; Angle Orthod 2005;75:576-583.

35. Chung JC. Redireccionamento do padrão de crescimento com expansor rápido da maxila e tratamento com chincup: alteração do padrão respiratório de oral para nasal; World J Orthod.2006;7(3)236-53.

36. . Fernando Torres, Renato R.Almeida, Marcio Rodrigues de Almeida, Renata R.Almeida- Pedrin, Ferando Pedrin e Jose F.C.Henriques; Anterior openbite treated with a palatal crib and high -pull chin cup therapy. Um estudo prospetivo randomizado; European Journal of orthodontics 28(2006)610-617.

37. Shinya Katashiba, Toshio Deguchi Sr.,Toru Kageyama,Yasuhiro Minoshima,Takao Kuroda, W.Eugene Roberts.O protocolo agressivo da mentoneira (14h\dia durante 2 anos com excelente adesão) depende do empenho na correção excessiva da má oclusão esquelética de classe III; Orthodotic waves 65 (2006) 57-63.

38.Tuncer BB ,Kaygisiz E ,Tuncer C ,Yuksel S. Pharyngeal airway dimensions after chincup treatment in classIII malocclusion subjects; J Oral Rehabil,2009, Feb;36 (2)110-7.

39. Aubrey A.F. Barret,Tiziano Baccetti,e James A Mc Namara ,Jr;AJO-DO 2010;138:468-76.

40. Marta Morales-Fernandez; Alejandro Iglesias-Linares;Rosa Maria Yanez-Vico; AsuncionMendoza-MENDOZA; Enirque Solana-Reina,;Ortopedia dentofacial com ancoragem óssea e dentoalveolar para a má oclusão de classeIII: Uma nova abordagem, objectivos semelhantes? Angle orthod.2013;83:540-552.

41. Bjork A.,Skieller V.Normal and abnormal growth of mandible:a synthesis of longitudinal cephalometric implant studies over a period of 25 years .Eur J Orthod 1983;5:1-46.

42. Fengshan Chen, Kazuto Terada, LipingWu, Isao Saito:Largura da arcada dentária e largura da base mandibular e maxilar em más oclusões de classeIII com ângulos MP-SN baixos, médios e altosAngle orthodontist, vol 77,No 1,2007

43. Peter proff, Florian Will, Ivan Bokan, Jochen Fanghanel, Tomas Gedrange: características da base do crânio em pacientes com Classe III esquelética. Angle orthodontist, Vol 78, No 3, 2008.

44. H P Chang, Z Kinoshita e T Kawamoto: Padrão craniofacial da dentição decídua de Classe III. The Angle Orthododntist Vol 62 No.2 1992

45. G.D.Singh J.A.McNamara Jr, S.Lozanoff: Alometria da base do crânio em indivíduos coreanos púberes com más oclusões de Classe III: morfometria de elementos finitos.

46. Seiji Haraguchi, Kenji Takada,Yoshitaka Yasuda:Assimetria facial em indivíduos com deformidade esquelética de Classe III.Angle orthodontist,Vol 72,No 1,2002

47. Tiziano Baccetti, Brian C.Reyes, James A.McNamara Jr :Diferença de género na má oclusão de Classe III. Angle Orthodontist, Vol 75, No 4, 2005.

48. Schulhof RJ,Bagah L:Uma avaliação estatística dos métodos de previsão de crescimento de Ricketts e Johnston.Am J Orthod 71:421-30,1977.

49. Peter Ngan: Tratamento precoce e atempado da má oclusão de Classe III, Semin

Orthod 11:140145, abril de 2005 Elsevier Inc.

50. Matthew A.Ghiz, Peter Ngan e Erdogan Gunel: Variáveis cefalométricas para prever o sucesso futuro do tratamento ortopédico precoce da classe III. Am J Orthod Dentofacial Orthop 2005; 127:301-6

51. Damian Verma,Timo peltomaki and Andreas Jager:Reliability of growth prediction with hand wrist radiographs,Eur J orthod (2009)31 (4):438-442.

52. Proffit WR,Ackerman JL,.Diagnóstico e planeamento do tratamento.In:Graber TM,Swain BF (eds).Current Orthodontic Concepts and Techniques.St Louis,MO:Mosby,1982 3-100,chapter 1

53. Young- Min Moon,Sug-Joon Ahn,Young-II Chang:preditores cefalométricos de estabilidade a longo prazo no tratamento precoce da má oclusão de classeIII.Angle Orthodontist,vol 75,no5,2005

54. Fengshan Chen,Kazuto Terada,Kooji Hanada:Um método especial de previsão do potencial de crescimento mandibular para a má oclusão de classeIII,Angle Orthodontist,Vol 75,No2,2005

55. Malgorzata Kuc-Michalska,Tiziano Baccetti:Duração do pico pubertário em indivíduos de classe I e classe III do esqueleto.Angle Orthodontist,vol 80,no 1,2010

56. Franchi L,Bacetti T, McNamara JA Jr:Avaliação pós-puberal do tempo de tratamento para expansão maxilar e terapia de protração seguida de aparelho fixo.Am J Orthod Dentofacial Orthop 126:555-568,2004

57. Bacetti T,McGill JS, Franchi L,et al:Efeitos esqueléticos do tratamento precoce da

má oclusão de classe III com expansão maxilar e terapia com máscara facial.Am J Orthod Dentofacial Orthop 113:333-343,1998.

58. R.T.Sanborn, Differences between the facial skeletal patterns of classIII malocclusion and normal occlusion, Angle Orthodontist 25:208-222,1955.

59. E.Ellis e J.A.McNamara, componentes da má oclusão do clssIII em adultos, Int.J.Oral Maxillofacial surgery, 42:295-305,1984.

60. Pau-Hsin Liu,Hong-Po Chang: The morphometric analysis of Maxillopalatal and Mandibular changes of Skeletal class III Malocclusion Treated with orthopedic therapy Journal of Medical and Biological Engineering, vol.29.No.6 2009

61. Chung JC. Redireccionamento do padrão de crescimento com expansor rápido da maxila e tratamento com mentoneira: alteração do padrão respiratório de oral para nasal. World J Orthod 2006 fall;7(3):236- 53

62. Faruk Ayhan Basciftci,Hasan Husnu Korkmaz,Sarder Usumez,Oguz Eraslan,Oguz Eraslan:avaliação biomecânica do tratamento da mentoneira com vários vectores de força: AJO e DO, vol 134, número 6, páginas 773-781, dezembro de 2008.

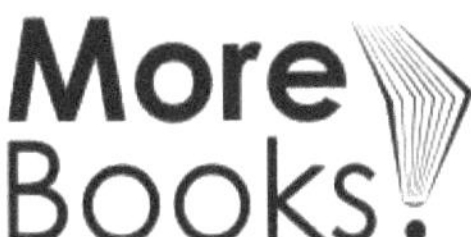

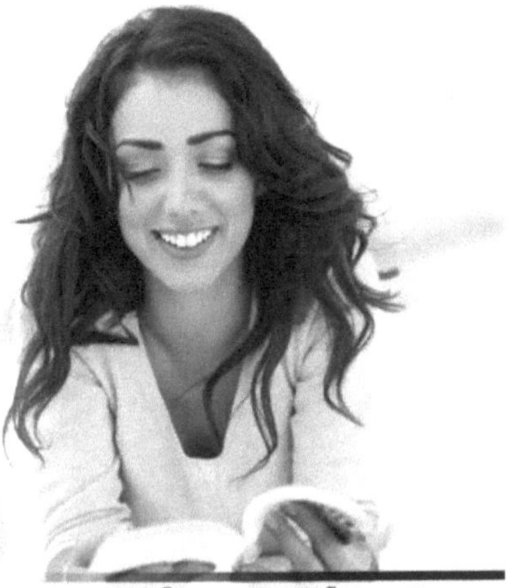

I want morebooks!

Buy your books fast and straightforward online - at one of world's fastest growing online book stores! Environmentally sound due to Print-on-Demand technologies.

Buy your books online at
www.morebooks.shop

Compre os seus livros mais rápido e diretamente na internet, em uma das livrarias on-line com o maior crescimento no mundo! Produção que protege o meio ambiente através das tecnologias de impressão sob demanda.

Compre os seus livros on-line em
www.morebooks.shop

info@omniscriptum.com
www.omniscriptum.com

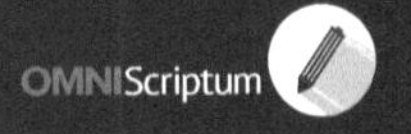

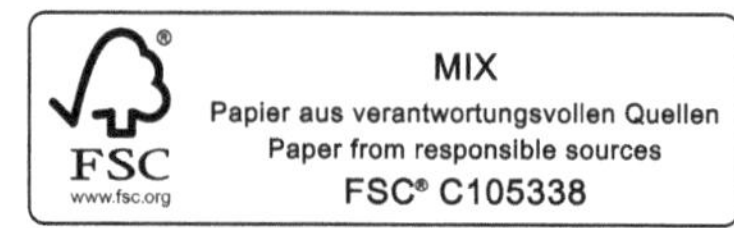

Printed by Books on Demand GmbH, Norderstedt / Germany